CONFÉRENCE

SUR LE

RÉGIME ALIMENTAIRE

PENDANT LE SIÉGE

FAITE A LA FACULTÉ DE MÉDECINE

Le 1er Octobre 1870

Dans les circonstances difficiles que nous traversons, une des graves préoccupations des hommes d'Etat et de science, c'est l'approvisionnement de Paris, c'est l'alimentation de la population. Il s'agit, en effet, de soutenir les forces physiques du peuple à la hauteur de la force morale qu'il déploie.

Le problème est complexe, mais il n'est pas insoluble, et il peut se réduire en définitive à la solution des questions suivantes :

1° Déterminer quel est le rôle des aliments dans l'entretien de la vie; comment ils s'élaborent, ils se transforment dans l'organisme, pour arriver à faire partie intégrante du corps humain, et à ranimer nos forces.

2° Préciser la ration normale de l'homme; savoir quels sont ses besoins nutritifs; en d'autres termes, quelle est la *quantité* de principes alimentaires que l'homme doit prendre, doit s'assimiler pour se maintenir dans l'état normal.

3° La troisième question consiste à fixer la qualité de chaque aliment; quels sont les aliments nutritifs, quelles en sont les parties utiles, et comment il faut procéder au choix de la nourriture.

4° Lorsque nous aurons résolu ces questions, c'est-à-dire quand nous connaîtrons la destination, la quantité et la composition des aliments nécessaires à l'homme sain, nous aurons à appliquer ces données à la situation actuelle; il me suffira de vous faire connaître alors l'approvisionnement de Paris, pour pouvoir vous indiquer les lois du régime à suivre pendant la période de l'état de siége.

5° Je n'aurai plus qu'à ajouter quelques réflexions sur ce que j'appellerai les moyens auxiliaires.

Première question. — Quel est le but définitif à atteindre par l'alimentation? C'est évidemment de suppléer aux déperditions incessantes que nos organes subissent rien que par le fait de leur fonctionnement. La vie n'est possible que grâce au mouvement et à la mise en activité des divers organes; intervertissant la proposition, on peut dire que le mouvement constitue la vie, et cela est vrai dans la nature entière, ainsi dans l'ordre moral et politique, à plus forte raison dans la nature physique de l'homme. Or, tout mouvement, toute action est inévitablement liée à une usure plus ou moins prononcée des appareils qui sont mis en réquisition, et cette usure, lente, graduelle, latente, finirait par arriver à la destruction de notre organisme, si nous n'avions pas à notre disposition des moyens de compensation suffisante de ces pertes continuelles. Ces moyens de réparation, ce sont précisément les aliments empruntés au règne animal et végétal.

Cela posé, il s'agit de savoir comment ces aliments introduits dans le corps humain vont se transformer, se modifier, pour arriver finalement à faire partie intégrante de l'organisme.

Dès que les substances alimentaires pénètrent dans le tube digestif, elles subissent une première élaboration qui leur permet de devenir assimilables et d'être absorbées. Déjà, dans la bouche, le pain, les fécules, les pâtes subissent, par l'action même de la salive qui afflue, par le fait de la mastication, un commencement de véritable digestion.

L'estomac se charge de digérer les viandes, l'albumine des œufs, la caséine ou partie essentielle du lait et du fromage, et en outre toutes les substances qui, même dans le règne végétal, offrent quelque analogie avec les principes albumineux de la viande ou de l'œuf.

Les intestins recueillent et digèrent tout ce qui a échappé à l'action de la salive de la bouche et à l'intervention des sucs digestifs de l'estomac; mais, de plus, les intestins ont le double privilége d'agir sur la graisse, en la divisant en parcelles moléculaires, de manière à la rendre assimilable, et d'agir sur le sucre, en le dissolvant, de façon à ce que cette dissolution puisse pénétrer directement dans le sang.

Ainsi, chaque aliment s'élabore à une étape fixe, et cette élaboration première, nécessaire, lui permet d'arriver dans le sang, dont désormais il va faire partie intégrante. En énumérant ces laboratoires spéciaux d'épuration, je viens aussi d'indiquer sommairement les principales classes d'aliments ; ce sont les aliments albumineux, les féculents, les graisses et les sucres.

Le produit essentiel qui provient de ces diverses sortes d'aliments va circuler maintenant avec le sang, se distribuer à tous les organes, et se répandre comme une véritable sève jusque dans les dernières fibres de l'organisme. C'est dans cette sève que la trame des organes qui sont usés va puiser les éléments de sa reconstitution. Ce suc alimentaire sert donc en définitive à la réparation de nos tissus ; mais ce n'est pas tout.

Il a une autre destination encore non moins importante, c'est de former et d'entretenir la chaleur de notre corps ; on sait que cette chaleur est à peu près invariable, et que cette fixité, qui est de 37 degrés, est une condition fondamentale pour nous permettre de lutter efficacement contre les variations atmosphériques, contre le froid excessif ou la chaleur tropicale qui, sans cette merveilleuse prévision, nous détruiraient infailliblement.

Cette température innée nous est tout aussi indispensable pour le développement de nos forces physiques ; la chaleur est la source de tout travail mécanique,— les découvertes modernes l'ont démontré. Il s'agit donc de maintenir cette chaleur, et c'est là précisément une des fonctions, un des usages de la nourriture.

Ainsi, les aliments ont une double destination : ils servent, en s'adaptant à nos organes, à en reconstituer la trame ; ils servent, en brûlant, à maintenir notre chaleur fixe. On peut donc considérer les substances alimentaires comme des matériaux de réparation ou de combustion.

Cette comparaison est d'autant plus justifiée, qu'en réalité le corps humain suit les mêmes lois physiques et chimiques qu'un appareil à vapeur, mais avec cette différence consolante que la machine n'est rien sans le secours du mécanicien, tandis que notre intelligence est tout pour guider la machine humaine.

Chaque fois que le corps exécute un mouvement, opère un travail quelconque, ses instruments sont les mêmes que dans l'ordre mécanique. Tout cylindre à vapeur suppose une paroi métallique qui résiste, du charbon qui produit la chaleur, l'air extérieur ou plutôt sa partie essentielle, l'oxygène, qui entretient la combustion.

Nous retrouvons en nous exactement les mêmes éléments. L'organe qui travaille se compare au cylindre lui-même ; celui-ci s'use peu, il en est de même de l'organe vivant. Toutefois, il faut l'entretenir intact, et nous en trouvons naturellement les moyens dans les aliments dont la composition se rapproche le plus de la composition de notre corps. Or, les tissus animés sont formés surtout par les substances albumineuses, ou fibrineuses, ou azotées, c'est-à-dire par des substances analogues au blanc d'œuf; partout où nous constatons des principes albumineux dans un aliment, qu'il soit d'origine animale ou végétale, peu importe, nous utiliserons ces principes pour réparer la machine, et nous les trouvons surtout dans les viandes fraîches ou salées, le poisson, les œufs, le fromage, les légumes secs, et en partie dans le pain. Voilà donc les matériaux de reconstruction.

Allons maintenant à la recherche du combustible: le charbon qui brûle dans le foyer de la chaudière a, de tous points, son analogue dans ceux des aliments qui contiennent le plus de carbone ou d'hydrogène ; ce sont là, en effet, les deux éléments qui brûlent le mieux, comme le prouve le gaz de l'éclairage, qui précisément est un composé d'hydrogène carboné.

Supposez maintenant le carbone et l'hydrogène entrant en proportion considérable dans la composition de la graisse, des fécules et des sucres; vous y trouverez des aliments éminemment combustibles, capables de maintenir notre chaleur, qui constitue le foyer de la vie intérieure.

Pour compléter l'instrument et mettre en œuvre cet appareil de chauffage, il ne manque plus que l'air ou plutôt sa partie essentielle, l'oxygène, sans lequel ni le charbon ni aucun autre corps ne peut entrer en combustion. Or, l'air que nous respirons librement suffit largement à ce but; il pénètre en nous par une sorte de tuyau qui commence à la bouche et plonge dans un sac élastique appelé poumon, sorte de soufflet qui, en se dilatant, aspire cet air extérieur; de là l'air pénètre dans le sang, et se met ainsi en contact avec tous nos organes, où il va pour ainsi dire attiser la flamme.

Nous savons maintenant le rôle de l'atmosphère et les divers usages des aliments dans le mécanisme humain. La respiration de l'air n'a pas besoin d'être calculée ; elle se règle d'elle-même; mais comment préciser la quantité d'aliments nécessaire? Comment fixer, en un mot, la ration de l'homme? C'est là l'objet de la deuxième question à résoudre.

Deuxième question: Ration alimentaire. — La mesure de l'alimentation nécessaire à la conservation des forces n'est pas facile à déterminer. La faim n'est pas un régulateur, car elle n'indique rien de la quantité nécessaire de nourriture ; en général, on dépasse singulièrement les limites de la faim, à plus forte raison celles des besoins réels de nutrition. Il est au contraire des individus dont l'appétit est sans cesse atténué, au point qu'ils ne mangent que par raison; ici l'instinct naturel est éteint, tandis que d'autres fois il parle trop, et il existe, en effet, principalement chez les individus nerveux, des faussesfaims qui ne répondent à aucune nécessité.

La faim est une sensation *locale* qui peut

être soumise aussi aux habitudes ; elle peut donc tromper sur le moment ainsi que sur le nombre et la limitation des repas. Il y a plus, on peut la tromper par l'introduction de quelques substances inertes dans l'estomac, sans que pour cela la nutrition soit satisfaite.

La faim véritable se traduit plutôt par une impression générale sur notre système nerveux, et un sentiment de faiblesse qui se manifeste principalement quand le sang n'a pas reçu une quantité suffisante de matériaux réparateurs ; mais ce n'est là qu'un cri d'alarme, ce n'est pas un guide certain pour nous fixer sur la ration alimentaire.

Il n'y a qu'un seul moyen correct pour atteindre ce but : c'est en calculant les pertes que chaque jour l'homme subit dans l'état de santé. Ce calcul a été fait par les plus éminents physiologistes, depuis notre célèbre Lavoisier jusqu'à nos jours.

On sait maintenant quelle est la quantité et la nature de ces déperditions ; on sait par conséquent combien d'aliments et aussi quel genre d'aliments il faut pour réparer ces déficits journaliers.

Pour bien préciser ce point, reprenons et complétons notre comparaison de l'organisme avec un appareil à vapeur. A la suite du travail mécanique, des déchets, des scories souvent microscopiques, se forment aux dépens de la machine ; il en est de même dans nos organes. Or, ces débris de nos tissus s'en vont sous forme moléculaire par les diverses sécrétions.

On compte, chez un homme sain, qu'il

se perd tous les jours assez de substance corporelle pour représenter 120 à 130 grammes de principes albuminoïdes; il s'agit, à tout prix, de retrouver au moins 100 grammes de ces principes : ils existent principalement dans la viande, les légumes secs, le pain, et en proportions que nous allons bientôt déterminer d'une manière précise.

Ce n'est pas tout : outre les 130 grammes de principes albumineux qui proviennent de nos organes et qui ont été entraînés au dehors par les sécrétions, nous perdons tous les jours 280 grammes de carbone, provenant des combustions intérieures; ce carbone s'échappe par la bouche sous la forme d'un gaz appelé acide carbonique; ce gaz, qui est éliminé par l'haleine, est impropre à la respiration; c'est pourquoi, lorsqu'un grand nombre d'individus se trouvent agglomérés dans un espace trop restreint, ils respirent un air impur. De là les inconvéniens de l'encombrement, dont le gouvernement cherche partout à éviter les effets, surtout dans les quartiers populeux.

Le gaz carbonique sort de l'organisme par la même voie que celle qui sert à l'introduction de l'air pur ou oxygène; le même soufflet élastique, appelé poumon, sert à deux fins : pendant qu'il se dilate, il aspire l'air extérieur; dès qu'il vient à se contracter, il chasse l'air impur ou carbonique; le même tuyau sert aussi tour à tour de tuyau d'appel pour l'air extérieur, et de tube d'échappement pour la fumée de la cheminée.

C'est par là que s'élimine la plus grande

partie du carbone qui a été consumé dans l'organisme pour entretenir notre chaleur. Or, ce carbone monte à 280 grammes ; il faut les récupérer ; nous les retrouverons facilement dans nos aliments gras, féculents et sucrés.

Ces substances brûlent dans notre sang, dans nos tissus, et donnent lieu ainsi à la chaleur, qui est la source de toute force, de tout mouvement, de toute activité. Ainsi, la mesure de la ration est facile à fixer : il s'agit de retrouver 100 à 130 grammes de principes reconstituants et, en outre, 280 grammes de principes combustibles. Tout ce qui est au delà est inutile; tout ce qui est en deçà est insuffisant; il faut une équilibration complète, parfaite, entre les dépenses corporelles et les recettes alimentaires.

Troisième question. — Quels sont les aliments les plus aptes à réparer ces deux genres de pertes? Quelle est la valeur nutritive des divers aliments? en d'autres termes, comment faut-il composer le régime?

Un aliment ne vaut que par la quantité de principes albumineux et de principes carbonés qu'il renferme, puisque les uns servent à réparer les parties usées, et les autres à développer la chaleur ; c'est sur cette double base qu'il faut calculer la valeur et les propriétés des aliments.

Autrefois on les envisageait surtout au point de vue de leur origine, soit animale, soit végétale ; mais cette manière de voir n'indique rien des qualités nutritives; car les provenances végétales, comme le pain, les légumes secs, le chocolat, peuvent contenir les mêmes principes albumineux que la viande, que le poisson, les œufs.

Une autre classification des aliments, en aliments gras et maigres, est encore plus fallacieuse ; celui qui se voue à un régime maigre, comprenant du lait, des œufs, du fromage, du poisson, peut être tranquille sur sa destinée ; il peut vivre parfaitement, car, en fait, il prend autant de substances albumineuses ou réparatrices que s'il prenait de la viande ; si, au contraire, il ne consommait que des végétaux frais, des légumes verts, des fruits, à coup sûr il dépérirait promptement.

Les aliments doivent toutes leurs propriétés à leur richesse en principes albumineux et carbonés, c'est-à-dire à leur composition, que nous allons apprécier ; c'est cette composition chimique qui permet de classer les aliments en réparateurs et calorigènes, selon qu'ils contiennent beaucoup de matière albumineuse ou beaucoup de matière carbonée.

Première classe. — Aliments avec principes albumineux ou réparateurs. Le type de ces aliments, c'est la viande ; mais on peut en rapprocher le poisson frais ou salé, le fromage, les œufs ; en effet :

100 grammes de viande contiennent 21 grammes de substances albumineuses, appelées fibrine, albumine, créatine.

100 grammes de poisson frais renferment quinze parties de ces mêmes principes.

100 grammes de poisson salé, comme il

contient relativement moins d'eau que la viande, représentent 24 à 35 parties de substances albumino-fibrineuses.

Le fromage est très chargé en principes nutritifs, qui se chiffrent par 20 à 34 pour 100.

Les œufs ont 14 à 15 pour 100 de ces mêmes principes, de sorte que deux œufs équivalent à 80 grammes de chair musculaire.

A cette première classe il faut ajouter une série mixte d'aliments contenant à la fois des principes albumineux et des principes carbonés.

Tels sont : 1° les légumes secs, qui contiennent, pour 100 grammes, 31 grammes de substances albumineuses appelées légumine, et, en outre, 40 parties de substance carbonée ; 2° le chocolat, qui contient 17 parties d'albumine et de plus 48 parties de carbone ; 3° le pain, dans lequel on trouve 7 pour 100 d'albumine ou de gluten, substances réparatrices, et 30 pour 100 de carbone ; 4° le lait, qui contient 3 pour 100 de caséine, analogue à l'albumine, 3 1/2 de graisse ou beurre, et près de 4 parties de sucre.

Ces divers aliments mixtes pourraient donc par eux-mêmes suffire au besoin pour l'alimentation, puisqu'ils possèdent les deux qualités réparatrice et combustible.

Deuxième classe. — La deuxième classe comprend les substances alimentaires où prédominent les matières combustibles :

1° Les graisses, le lard, qui retient encore près de 10 pour 100 de principes azotés, mais qui est formé surtout par 70 parties de graisse; le beurre est à peu près dans la même catégorie;

2° Les fécules comprennent le riz et les pommes de terre; le riz se compose de 43 parties de carbone mêlé à 6 parties d'albumine; les pommes de terre sont plus pauvres en albumine (1 1/2 pour 100) et en carbone (10 pour 100);

3° Les sucres de toutes espèces complètent cette deuxième série.

Si maintenant on évalue le pouvoir nutritif de ces diverses classes d'aliments au point de vue du régime, on peut à la rigueur considérer la classe intermédiaire, c'est-à-dire les aliments mixtes, comme des aliments complets; ainsi on pourrait vivre avec 1,800 grammes de pain, car ils contiennent 126 parties de gluten ou d'albumine, et en outre 540 parties de carbone; mais alors il y a un tiers de carbone de plus qu'il n'est nécessaire; mais surtout l'usage exclusif et journalier de 1,800 grammes de pain finirait par fatiguer le tube digestif et par ne plus s'assimiler; aussi sera-t-il toujours nécessaire d'y ajouter une certaine quantité d'aliments réparateurs et de vin.

Ce qui est vrai du pain, l'est, à plus forte raison, des légumes secs, du chocolat, qui pèseraient certainement sur les fonctions digestives et ne suffiraient pas seuls à la nutrition, bien qu'en théorie ce soient des aliments complets, parfaits. Le seul aliment mixte qui ait été mis à l'épreuve, c'est le lait : deux litres de lait contiennent 85 grammes de principes albuminoïdes, et 214 grammes de carbone et de graisse; les enfants s'en nourrissent exclusivement pendant un an, dix-huit mois et même deux ans. Cet aliment leur permet non-seulement de réparer leurs pertes par la caséine qu'il contient, mais il permet encore l'accroissement, et, en outre, par la graisse (beurre) et par le sucre qu'il renferme, il fournit une grande proportion de chaleur, ce qui est indispensable aux enfants, car ils perdent, relativement au volume de leur corps, plus de calorique rayonnant qu'il ne s'en perd par la surface du corps d'un adulte.

Les aliments du type de la viande et du type carboné ne sauraient ni les uns ni les autres suffire seuls à la nutrition. On a vu des individus qui à l'exemple d'un Anglais appelé Banting, ont consommé jusqu'à 1,500 grammes de viande par jour, sans aucune autre addition, dans le but de se faire maigrir; mais au bout de quelques semaines il survenait chez eux, en même temps que l'amaigrissement, un tel degré de faiblesse musculaire qu'ils furent obligés de revenir à leurs anciennes habitudes, et de conserver leur embonpoint.

L'expérience sur l'usage exagéré du riz et des pommes de terre est encore plus décisive. Le riz, qui est la nourriture favorite des Indiens, détermine un engraissement excessif, sans grand profit pour les forces physiques. Les pommes de terre, dont les malheureux Irlandais ont été obligés souvent pendant de longues périodes de se nourrir d'une manière presque exclusive, ne sauraient suffire en aucun cas pour réparer les pertes; elles ne contiennent, en effet, que 1 1/2 p. 100

d'albumine; une pareille alimentation équivaut pour ainsi dire à l'abstinence, et mène forcément à l'inanition. De là les famines, de là les maladies qui en sont la conséquence, et qu'on a si fréquemment observées en Irlande.

Il est donc impossible de satisfaire à nos besoins par un régime uniquement composé de substances carbonées, ou même de substances albumineuses ; le régime doit être mixte, et combiné de façon à contenir les deux genres de substances, et aussi de manière à ne pas fatiguer les fonctions digestives.

Quatrième question. — Dans l'état de siége, comment faut-il, comment peut-on combiner l'alimentation? Cette question suppose tout d'abord connu l'approvisionnement de Paris. Or, sous ce rapport, l principale difficulté est relative à la viande; l'usage particulier doit en être calculé sans doute, mais le bétail vivant dans nos murs permet à chaque habitant de consommer cent grammes par jour, si on admet que la durée du siége soit de six semaines et si on compte sur deux millions d'habitants, ce qui est au-dessus de la vérité.

Ce n'est pas tout, heureusement : il existe à Paris quarante à cinquante mille chevaux que l'on peut facilement livrer à la consommation, et cette viande vaut à tous égards toutes les espèces de viandes de boucherie.

En outre, il reste une bonne quantité de viande et de poisson salés dans les magasins de la ville et dans les entrepôts particuliers. Enfin, on a proposé d'utiliser le sang des animaux de boucherie pour en faire des boudins, et cette ressource sera aussi précieuse que considérable. Avec ces divers éléments, on peut *affirmer* que, même avec un siége de *trois mois et demi*, on sera suffisamment pourvu de la quantité nécessaire de viande.

Les farines et le riz sont approvisionnés pour trois à quatre mois de manière à satisfaire à toutes les exigences d'une population de deux millions d'habitants. Les légumes secs n'existent qu'en petites proportions ; il en est de même des œufs et du lait ; le chocolat, le fromage, le café, le sucre, le sel sont en quantité suffisante; les graisses, entre autres le lard, ne manqueront pas.

C'est avec ce stock alimentaire que nous pouvons maintenant composer le régime pendant le siége. Voici des combinaisons faciles à réaliser :

1° 100 grammes de viande de bœuf, mouton ou cheval, contenant en principes albumino-fibrineux	21 gram.
2° 20 grammes de viande salée, ou poisson salé, ou de charcuterie, contenant environ	7 gram.
3° 750 grammes de pain, représentant	53 gram.
3° *bis* On peut remplacer 250 grammes de pain par 300 grammes de riz; on arrivera ainsi au même chiffre, à savoir :	
A reporter	81 gram.

Report.		81 gram.
500 g. de pain contenant 35 g. de principes albumineux		
300 g. de riz contenant	18 g.	—
	53 g.	

3e *ter*. Avec 50 grammes de légumes secs, représentant en albumine 15 gram.
on complétera la série des aliments moyens, contenant, ainsi que le pain et le riz, une grande quantité de fécules et une quantité variable de principes albumineux.

Le *quatrième genre* contient aussi de l'albumine, mais surtout de la graisse ; 50 grammes de lard renferment en principes réparateurs, 5 gram.
30 grammes de chocolat remplacent avantageusement le lard, et représentent le même chiffre de substances réparatrices.

Enfin 30 grammes de fromage comprenant, outre la graisse, environ 10 grammes de caséine, soit 10 gram.

Total, 1.000 à 1.140 grammes d'aliments contenant en principes albumineux 111 gram.

Ainsi, ces 1,140 grammes d'aliments contiennent 111 grammes de principes albumineux; c'est là un chiffre qui se rapproche singulièrement du chiffre le plus élevé de pertes albumineuses que nous subissons journellement, c'est-à-dire du chiffre de 130 grammes. Il est à noter, en effet, que la plupart des rations prescrites réglementairement, par exemple aux militaires, atteignent rarement 111 grammes de substances réparatrices. Il est à remarquer surtout, pour ce qui est de la viande, que 120 grammes par jour dépassent singulièrement la moyenne de consommation en France, et surtout en province, où ce chiffre varie de 55 à 75 grammes par jour, et n'atteint jamais au-delà. Ainsi, notre ration de 120 grammes de viande est plus que suffisante, et les 111 grammes de principes albumineux contenus dans les 1,140 grammes d'aliments prescrits peuvent être, sans aucun inconvénient, réduits à 100 et même à 90 grammes par jour pendant plusieurs mois.

Après avoir pourvu aux pertes albumineuses, il ne nous reste qu'à nous procurer les 280 grammes de carbone; ceci est d'autant plus facile que déjà, dans les 1,140 grammes indiqués ci-dessus, et surtout dans les 500 grammes de pain, les 300 grammes de riz, dans le chocolat, les légumes secs, on trouve plus de 280 grammes de carbone, ce qui complète le régime.

Cinquième question. Moyens auxiliaires et moyens d'épargne : Gélatine, sels, bouillon. — Il est des substances qui ne nourrissent pas par elles-mêmes, mais qui ralentissent cette usure lente, moléculaire, résultant du fonctionnement de nos organes. Ces substances détournent pour ainsi dire l'oxygène de l'air, et l'empêchent de consumer autant nos organes et nos aliments; parmi ces substances, il faut citer la gélatine, les sels, l'alcool, le café, qu'on peut donc à bon droit appeler des moyens d'épargne.

La gélatine, qui n'a aucune propriété nutritive, possède à un haut degré le pouvoir de ménager nos ressources; si vous prenez de la viande en excès, elle ne s'assimile pas tout entière; si vous y ajoutez de la gélatine, comme celle qui existe dans la gelée, vous profiterez bien plus de votre ration de viande ; il restera ainsi plus d'aliments dans l'organisme, et par conséquent plus d'organes dans leur intégrité.

Sels de soude ou sel de cuisine. — Le sel de cuisine jouit aussi de ce pouvoir jusqu'à un certain point ; mais il a d'autres avantages : il remplace les sels de soude contenus dans le sang ; il stimule l'appétit, il contribue singulièrement à augmenter la force ; les expériences sur les animaux démontrent ce dernier point et prouvent que le sel ajouté à leur ration les rend plus agiles, plus vifs, tout en leur donnant de plus belles apparences.

Sels de potasse.— Les sels de potasse font partie de nos tissus, comme les sels de soude font partie du sang; il s'agit de retrouver les uns et les autres, car eux aussi se perdent par le fonctionnement de nos organes.

Dans la viande que nous mangeons, il

existe une suffisante quantité de sels de potasse. Lorsqu'on fait bouillir la viande, ils passent dans le bouillon.

Bouillon. — Le bouillon se compose d'eau, de sels de potasse qui présentent l'usage indiqué, une très petite quantité d'albumine qui, ordinairement, s'enlève sous forme d'écume, de la gélatine et une substance aromatique; or, de ces divers principes, il n'y en a pas un directement nutritif; le bouillon stimule utilement l'appétit et parfois les digestions, et c'est tout; ce n'est pas un breuvage réparateur: bien des populations s'en passent; et il eût été à désirer que l'armée, qui a été surprise plusieurs fois à faire la soupe, eût imité ces populations; le bouillon, en effet, n'est qu'une préface agréable, mais *non* une préface obligée du repas.

Bouillon de Liebig. — Que dirai-je maintenant de ce trop fameux bouillon de Liebig, et même de cet extrait de viande, qui ne vaut pas même notre bouillon, mais qui, à force de réclames, a fait croire à des qualités nutritives; ce sont les Allemands qui nous ont inondés de cette drogue mensongère, maintenant répudiée par l'auteur lui-même. Puissent-ils se nourrir ainsi exclusivement pendant deux mois!

Boissons. — Les meilleures boissons sont le vin et le café; la bière, tout en contenant quelques principes alimentaires, a l'inconvénient d'alourdir l'esprit, sans provoquer de forces; les liqueurs fortes agissent en vertu de l'alcool qui, à petite dose, sert aussi à enrayer le mouvement de dénutrition ; l'abus des liqueurs entraîne l'hébétude, l'affaiblissement général et moral, et les maladies des organes les plus essentiels à la vie.

Au contraire, le vin est salutaire à tous égards ; il contient une petite proportion d'alcool qui est très favorable, des substances salines, telles que des sels de potasse et de soude, qui ont une action incontestablement utile ; enfin des aromes, qui stimulent l'appétit, la digestion. Le vin peut remplacer le bouillon, avec lequel il a de grandes analogies, abstraction faite de l'alcool.

Le café et le thé n'ont pas beaucoup plus de propriétés nutritives que le vin et l'alcool ; ils ne brûlent pas dans l'organisme, ils ne restaurent pas les organes usés, mais ils ont un avantage immense, c'est d'enrayer d'une manière évidente, et plus que le vin, cette déperdition graduelle contre laquelle nous luttons par l'alimentation.

Les preuves sont formelles à cet égard ; celui qui prend du café rend moins de déchets par les sécrétions ; donc il s'use moins ; donc le café dans le temps actuel, plus que jamais, constitue le moyen d'épargne par excellence. Les mineurs d'Anzin prennent une tasse de café, travaillent huit heures dans les souterrains, et ne font ensuite qu'un seul repas ; ils se portent bien et vivent longtemps, malgré la dureté du travail.

Résumé. — Aux proportions indiquées de viande fraîche ou salée (120 grammes), de pain ou de riz (750 à 800 grammes), de légumes secs (50 grammes), ajoutez surtout une petite quantité, c'est-à-dire 30 à 50 grammes de lard ou de chocolat, et de fromage, sans oublier les moyens complémentaires, comme le sucre, le sel, la gélatine ; prenez pour boissons le vin et le café qui existent en grand approvisionnement, et vous éviterez pendant deux, trois, et même quatre mois, les inconvénients du siége ; avec le régime prescrit, nous sommes bien sûrs de conserver nos forces physiques, et notre énergie morale, qui leur est si intimement liée.

(Extrait de l'*Opinion nationale*
du 10 octobre 1870.)

Paris. — Imp. de Dubuisson et Ce, rue Coq-Héron, 5.

www.ingramcontent.com/pod-product-compliance
Ingram Content Group UK Ltd.
Pitfield, Milton Keynes, MK11 3LW, UK
UKHW012311240726
13966UKWH00005B/1793

9 782012 467088